AF463292

CONFÉRENCES

AU CERCLE CATHOLIQUE OUVRIER

DE TOURS

GIÈNE MORALE ET PHYSIQUE

ES CLASSES OUVRIÈRES

PAR

LE Dr PAUL TRIAIRE

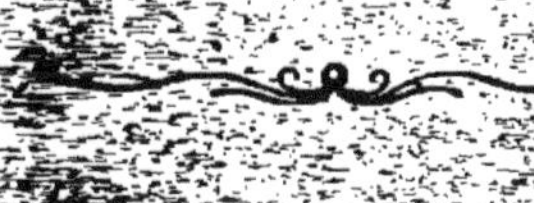

TOURS

IMPRIMERIE ERNEST MAZEREAU

13, RUE RICHELIEU, 13

1874

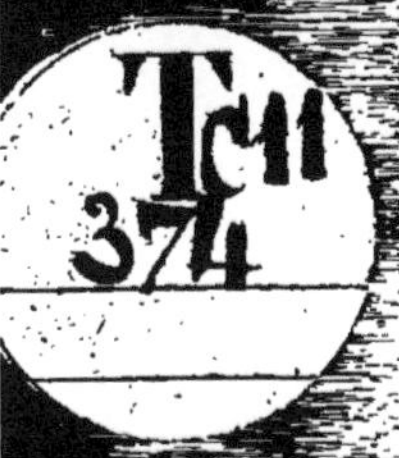

HYGIÈNE MORALE
ET PHYSIQUE

CONFÉRENCES FAITES AU CERCLE OUVRIER
DE TOURS

PAR

LE DOCTEUR TRIAIRE.

TOURS
IMPRIMERIE ERNEST MAZEREAU
13, RUE RICHELIEU, 13
1874

vous en fournirai peut-être un jour d'autres preuves, repose sur un principe supérieur et de l'ordre le plus élevé. Ce principe est la morale ! Et c'est ainsi que je me trouve ramené, en finissant cette étude, à formuler de nouveau la proposition par laquelle je l'ai inaugurée : La pratique de la morale contient la pratique de l'hygiène ; pratiquer ses préceptes, c'est concourir scientifiquement à assurer la conservation de la santé.

PREMIÈRE CONFÉRENCE

6 FÉVRIER 1874.

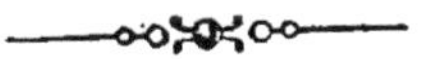

Messieurs,

Aucun d'entre vous n'ignore que la personnalité humaine est double et se compose de deux êtres, ou pour parler plus correctement, de deux substances, l'âme et le corps, le moral et le physique. Nul n'ignore aussi qu'à chacun de ces êtres se rattachent deux sciences : l'une, vouée à la santé de l'âme, ayant pour mission de la protéger du choc des passions et de la diriger vers les destinées éternelles qui lui sont promises, est la Religion ; l'autre, ayant pour objet de conserver le corps, de le préserver des maladies qui l'assiégent et le menacent incessamment de dissolution, a reçu le nom d'Hygiène. Mais, ce que vous ne présumez peut-être pas, c'est qu'il existe entre ces deux sciences une relation telle, qu'elles nous font des prescriptions identiques, nous donnent les mêmes avis, nous dictent les mêmes ordres. Ainsi, que dit la Religion à l'homme ? Elle lui adresse ces paroles que tous vous avez tant de fois entendues : Soumission, respect de soi-même, sobriété, travail, continence. Que lui dit l'art de conserver la santé ? Il répète exactement cette sentence, et le code qu'il a formulé n'en est que le commentaire et le développement scientifique.

Ainsi l'hygiène, seule peut-être parmi les sciences, emprunte à la morale religieuse ses principes fondamentaux ; si bien qu'en vous initiant aujourd'hui à l'exercice des pratiques sanitaires, j'ai encore l'heureuse fortune de vous convier à la pratique de la morale et de la vertu et de m'associer ainsi directement à l'œuvre des hommes de cœur qui ont fondé pour vous ces réunions.

Vous démontrer la relation que je viens de signaler, en dégager des enseignements utiles et pratiques, tel est le but de l'entretien que nous allons avoir ensemble aujourd'hui, entretien pour lequel je sollicite toute la bienveillance nécessaire à un homme qui apporte ici pour toute éloquence son zèle et son dévouement à la cause que vous représentez.

Messieurs, la démonstration la plus frappante de la connexion de la santé du corps et de la morale réside dans ce fait, qu'aux époques de décadence où la morale disparaît de l'esprit des peuples, la détérioration des forces physiques suit de près la perte de leurs croyances. L'histoire de toutes les nations anciennes et modernes me fournirait des preuves multiples à l'appui de cette proposition ; je n'en veux qu'une et je la prends à l'époque actuelle.

Regardez autour de vous ; n'êtes-vous pas frappés de ce que le niveau de la vigueur et de la santé publique baisse tous les jours d'une façon déplorable ? La taille diminue, les muscles s'en vont, la pureté des lignes et l'harmonie des proportions s'effacent ; certaines maladies, et des plus graves, ont augmenté de fréquence, d'autres qu'on ne connaissait pas ou qu'on connaissait à peine sont survenues. Les tempéraments et les constitutions semblent tous frappés de débilité, et cette dégénérescence de la race est d'autant plus manifeste que les plus anciens d'entre nous ont connu une génération forte, virile, saine, vivace et douée d'une énergie dont nous semblons déshérités. Cela est surtout remarquable pour la classe ouvrière, qui a possédé pendant des siècles le privilége de la santé et de la force physique. La science constate avec peine que ces enfants du peuple, autrefois si vigoureux, si fiers de leur taille élevée, de leurs bras robustes, d'une santé qu'aucune influence ne pouvait abattre, sont devenus chétifs, lymphatiques et doués d'une aptitude à contracter des maladies aiguës et chroniques qu'on ne leur connaissait pas.

Si maintenant vous tournez vos regards d'un autre côté, vous verrez coïncidant avec le dépérissement des organismes l'absence complète de morale directrice, de frein régulateur ; l'homme se livre purement et simplement à ses désirs, à ses penchants, à ses passions et ne connaît d'autres limites dans cette insurrection contre la morale que son bon plaisir, la nécessité et les lois pénales que la société a édictées dans l'intérêt de sa propre protection. Ce tableau est-il vrai ? Certes, je sais que je parle ici à l'élite des professions ouvrières, et que vous vous faites tous un honneur d'obéir à des mobiles plus élevés ; mais il faut que vous sachiez ce qui est, ce qui se fait, afin que vous soyez plus que nos auditeurs, que vous deveniez aussi nos collaborateurs dans la mission que nous avons entreprise, et que vous redisiez à vos camarades ce que vous entendez ici ; c'est pour cela que je ne dois rien vous dissimuler. Eh bien ! il y a dans cette situation physique et morale, dans cet effacement des caractères accompagnant l'abaissement des forces vitales, une relation de cause à effet. Les règles s'appliquant à sauvegarder l'âme, à élever le moral de l'homme, sont destinées aussi à préserver le corps, et leur omission entraîne fatalement la ruine de l'une et de l'autre.

Ceci posé et établi, examinons ensemble ces principes, ces règles salutaires de la morale que je vous citais tout à l'heure, et voyons si, comme je l'assure, elles exercent réellement sur l'économie une influence protectrice. Vous entendiez l'autre jour de superbes paroles sur l'autorité ; on vous a dit combien l'autorité est nécessaire, et démontré que sans elle il n'y aurait de possible ni éducation, ni famille, ni société, c'est-à-dire que sans elle nous serions réduits non-seulement à l'état sauvage, mais même à la condition des animaux, et encore les animaux reconnaissent-ils tous une autorité. Mais ce qu'on ne vous a pas dit, ce qu'un médecin peut être autorisé à ajouter, c'est que la soumission est une condition naturelle à l'espèce humaine et que la pratiquer c'est exercer une faculté favorable à la santé. En effet, la soumission au chef de la famille, au chef d'atelier, aux lois et au gouvernement de son pays entretient l'esprit dans cet état de tranquillité et de sérénité si propre à l'équilibre et à la conservation des forces. Sous sa tutelle, la tête est plus libre, la circulation du sang plus calme, le système nerveux moins excitable, et les fonctions digestives s'exécutent avec plus de régularité. Au contraire, l'homme qui manque de soumission, celui dont la vie est une révolte permanente contre la morale, la famille, la société, celui qui est mauvais fils et mauvais citoyen est sujet à des troubles circulatoires et nerveux, menacé d'accidents graves du côté des organes les plus importants ; c'est ainsi qu'il est exposé aux congestions cérébrales, aux apoplexies, aux maladies du foie et même à la folie. Je viens de prononcer le nom de la folie ; sachez-le bien, de tous les éléments qui concourent à la production de cette cruelle maladie qui brise quelquefois en peu d'heures les facultés les plus nobles et les plus élevés, le talent, le génie, tout ce qui fait l'orgueil de l'homme, il n'en est pas de plus puissants que les causes morales, et parmi celles-ci la révolte contre sa destinée, contre la fortune, contre l'adversité, contre l'ordre social.

Toutes ces causes sont des agents actifs de l'aliénation mentale, et elles atteignent surtout leur maximum de fréquence aux époques de troubles où les esprits faibles et ignorants se surexcitent, se laissent aller à des ambitions et à des illusions maladives et chimériques, incompatibles avec le jeu régulier du cerveau et dont la compression qui ne se fait pas attendre porte à cet organe un choc qui le laisse profondément altéré.

Une forme remarquable de révolte est la colère.

Vous connaissez tous ses effets qui sont terribles : le visage se congestionne, les veines se dilatent, les yeux étincellent, les sourcils froncés se rapprochent, le cœur bat violemment ; la parole est tantôt brève et saccadée, tantôt revêt la forme d'un long rugissement. Non-seulement l'homme qui se maîtrise assez peu pour se livrer à un semblable état peut perdre momentanément sa raison et commettre des crimes dont il reste responsable et pour lesquels il sera puni, mais encore il est exposé à des maladies graves, à la mort subite. C'est ainsi que périrent deux monarques célèbres, Valentinien et Attila.

Je dois enfin vous signaler un autre mode de révolte plein pour vous d'enseignements pratiques. C'est le manque de résignation dans les maladies. On voit des hommes qui souffrent, mais qui ne peuvent accepter leurs souffrances, qui ne se contentent pas de sentir leurs peines, qui ne peuvent les subir. Ces malades s'insurgent contre les infirmités dont ils sont atteints et se fâchent pour ainsi dire contre elles. Je tiens à vous dire qu'il n'y a rien de plus dangereux qu'un semblable état d'esprit. Un médecin célèbre qui fut en même temps un penseur profond et un grand philosophe disait que lorsque dans certaines fièvres, il voyait un malade revêche, impatient, sombre, désespérant de l'issue de sa maladie et manquant de courage, il se sentait toujours disposé à se dire en lui-même : Cet homme mourra, car ajoutait-il, ces affections demandent beaucoup de fermeté de la part des malades et une disposition décidée à s'y prêter ; et il n'est rien de plus fréquent que de voir leur impatience et leur emportement aggraver le mal et le rendre souvent mortel (1).

La résignation, au contraire, est un état moral des plus avantageux.

On a remarqué que souvent, lorsque les malades souhaitent la mort, ils ne meurent pas, parce qu'alors c'est un signe qu'ils ne la craignent pas. Une semblable force de l'âme favorise l'intervention des médicaments, abrége la durée de l'affection et permet souvent à la nature d'accomplir une de ces crises heureuses et salutaires par lesquelles elle dénoue souvent les souffrances les plus aiguës.

Tels sont, Messieurs, les troubles incalculables que l'infraction au premier des points de morale que je vous citais tout à l'heure peut faire naître dans l'organisme. Un langage que je ne saurais imiter, mais dont nous avons applaudi ici même ensemble la spirituelle et entraînante éloquence vous a dépeint déjà le désarroi qui en est le résultat dans l'ordre moral et social. De ces deux démonstrations tirons cet enseignement précieux que la soumission, l'obéissance dans la famille et la société, la résignation dans l'adversité et dans les maladies, sont dans toutes les conditions sociales des lois qui s'imposent à tous, et que la conscience comme la science, l'intérêt de la morale comme celui de la santé nous obligent à pratiquer.

(1) Zimmermann. *Traité de l'expérience.*

II

Nous abordons maintenant ce deuxième point de morale que j'appelle le respect de soi-même. Si important pour la dignité de l'âme, ce principe a en hygiène une portée considérable, puisqu'il renferme les prescriptions générales de propreté et de salubrité qui jouent un si grand rôle dans la conservation de la santé. On a dit que l'omission de ces règles d'hygiène tuait plus d'hommes que le choléra et la guerre ; si vous voulez vous rendre un instant compte avec moi des fonctions de la peau et de l'influence capitale qu'exerce son entretien sur notre organisme, vous verrez que cette proposition n'a rien d'exagéré.

En effet, la peau ne sert pas seulement d'enveloppe à des organes délicats, elle n'est pas seulement chargée de nous avertir par son extrême sensibilité de la chaleur et du froid, elle est aussi le principal instrument d'épuration de l'économie. Percée dans toute son étendue d'une multitude de petites ouvertures correspondant à des glandes situées en nombre immense dans son épaisseur, elle laisse transsuder par ces canaux les principes nuisibles qui doivent être éliminés, et elle absorbe du dedans au dehors l'air, les gaz mis en contact avec elle. Vous saisissez ce mécanisme physiologique qui est de la dernière importance : la peau rejette par la sueur des produits viciés désormais inutiles à la vie, et absorbe, c'est-à-dire introduit dans le sang, des principes qui viennent de l'extérieur et qui nous sont nécessaires.

Ce fonctionnement si essentiel est maintenu en équilibre par la propreté. Qu'elle vienne à manquer, il se forme sur la peau un enduit plus ou moins épais qui obstrue les mille petits pores que je viens de signaler et les empêche de remplir leur rôle. Qu'arrive-t-il alors ? Vous allez le savoir : Un savant ayant voulu se rendre compte de l'effet que produit chez les animaux l'oblitération de ces ouvertures, enduisit d'une couche de goudron un cheval préalablement rasé ; cet animal ne tarda pas à tomber malade et mourut asphyxié. Quel que soit le degré d'incurie de certaines personnes, l'enduit de la malpropreté n'est jamais assez imperméable pour produire aussi rapidement la mort, mais il est la source avérée de maladies diverses, de dartres rebelles, de rhumatismes, d'affections du ventre et de la poitrine qu'on aurait pu facilement éviter, en assurant le libre fonctionnement de l'organe par des lotions journalières ou par l'emploi fréquent de grands bains.

Il n'est guère, vous le voyez, de fonction qui demande plus que celle-ci à être soignée et entretenue. Les moyens en sont bien simples, et nous les avons tous sous la main : il ne faut pour cela qu'un peu d'eau et un peu de bonne volonté. Faisons seulement pour nous ce que nous ferions pour nos animaux. Le dernier des hommes. dit un hygiéniste célèbre, Hufeland, a l'intime conviction que l'entretien de la peau est nécessaire à la santé ; le palefrenier néglige tout pour étriller et bouchonner son cheval, et si l'animal tombe malade, on soupçonne à l'avance qu'il a bien pu négliger les soins de propreté. Agissez de même pour vous et vos enfants surtout, auxquels il importe tant de créer une bonne constitution et un vigoureux tempérament. L'eau est le meilleur et le plus salutaire des moyens prophylactiques, c'est-à-dire des moyens qui préservent des maladies ; ne craignez donc pas de l'employer à profusion. Je sais que les bains représentent encore une dépense assez considérable pour les petites bourses, et qu'il y a à ce sujet un grand progrès à réaliser ; vous pouvez bien cependant en prendre un ou deux par mois.

Mais je vous recommande surtout les ablutions faites tous les matins avec une éponge promenée rapidement sur toute la surface du corps : beaucoup de gens doivent une robuste santé à cette pratique qui n'occasionne aucuns frais et ne demande aucune perte de temps.

Dans la saison chaude, vous avez les bains de rivière que vous aimez tous beaucoup et avec raison. Ils ont en effet un grand avantage sur les bains pris en hiver, qui ne sont qu'une mesure de propreté ; ils sont toniques, fortifient la peau, et diminuent son impressionnabilité, c'est-à-dire l'aptitude à souffrir de la chaleur, du froid et des variations atmosphériques. Accompagnés de la natation, gymnastique naturelle qui imprime à tous les muscles du corps des mouvements méthodiques, ils sont infiniment propres à assurer leur développement et le fonctionnement régulier des organes. Vous les répéterez en toute sûreté pourvu que vous preniez les précautions suivantes : Il ne faut jamais se baigner sous peine des plus grands périls sans qu'il y ait un intervalle de trois heures au moins entre le dernier repas et le moment où on se met à l'eau. On doit attendre, si l'on est en sueur ou en proie à une sensation de froid, que ces phénomènes aient disparu, et la durée du bain n'excédera pas 20 à 40 minutes, suivant la force des constitutions. Enfin il est de règle hygiénique d'essuyer avec des linges secs toute trace d'humidité.

Après la propreté du corps, la plus précieuse garantie que le travailleur doit rechercher est la propreté du milieu où il vit, du local qu'il babite, c'est-à-dire la salubrité. L'élément capital de la salubrité est la pureté de l'air que l'on respire; cet air qui nous presse de toutes parts, qui nous suit partout où nous portons nos pas, dans nos demeures, à l'atelier, dans nos promenades, nous l'absorbons sans cesse pendant le travail et pendant le repos, pendant la veille et pendant le sommeil; il est l'aliment de la respiration, aliment aussi indispensable que le pain que nous mangeons, que l'eau que nous buvons, plus indispensable même, car nous ne pourrions en supporter la privation quelques minutes sans mourir. Eh bien ! de même que vous ne sauriez faire votre nourriture d'un pain malsain, vous ne devez pas absorber un air impur, sous peine d'être exposés à de graves accidents. Voulez-vous une preuve de l'influence qu'exerce sur l'organisme l'atmosphère qui nous environne quand elle est souillée par des exhalaisons malsaines ? La voici frappante et cruelle à la fois, c'est l'histoire de l'insurrection de l'Inde qui me la fournit. Cent quarante Anglais se rendent aux Indous révoltés après un long siége, et sont enfermés dans une prison de dix-huit mètres carrés qui n'a d'autres ouvertures que deux petites portes garnies de fer. Je passe sur les scènes de désolation qui eurent lieu parmi ces malheureux durant cette nuit de tragiques angoisses, et je dégage de ce fait l'enseignement que réclame l'hygiène. Avant minuit, c'est-à-dire durant la quatrième heure de réclusion, ceux de ces infortunés qui n'avaient pas respiré aux fenêtres étaient tombés dans un état de stupidité léthargique ; à deux heures du matin, six heures après la réclusion, il n'existait plus que cinquante personnes ; enfin, à la pointe du jour, la prison fut ouverte et de cent quarante-six hommes qui y étaient entrés la veille, il n'en sortit que vingt-trois vivants.

Sans doute, dans les conditions ordinaires de la vie, le péril n'atteint pas cette foudroyante rapidité, parce que l'altération de l'air n'est jamais assez prononcée, mais l'intoxication pour s'accomplir lentement n'en est pas moins sûre et elle manifeste ses effets par des signes indubitables et croissant : la pâleur, l'anémie, la scrofule, le rachitisme, la phthsie pulmonaire. Il faut, sachez-le bien, à un homme un minimum de six mètres cubes d'air par heure : au-dessous, il y a péril pour la santé et pour la vie.

Et pour me faire comprendre de vous, j'ajouterai que six mètres cubes représentent l'air contenu dans une cellule ayant un mètre de largeur, deux de longueur et trois de hauteur. Eh bien ! dans une heure la respiration d'un homme a complétement épuisé l'air contenu dans cet espace.

Vous voyez par ces considérations quel rôle joue l'air dans la santé, et combien il est précieux pour nous de l'avoir pur et en grande quantité. Vous appliquerez ces données à vos habitations. S'il est des ouvriers qui ont des logements spacieux composés de plusieurs pièces parfaitement aérées, il en est d'autres qui n'ont pour eux et leur famille qu'un local malheureusement restreint et fort insuffisant. Ceux-là surtout doivent se soustraire aux effets dangereux que leur fait encourir la viciation de l'air. Ils y parviendront en faisant de fréquents appels à l'air du dehors. Ouvrez donc largement vos fenêtres, ouvrez-les plusieurs fois par jour ; ouvrez-les le matin en vous levant pour renouveler l'air de la nuit, après les repas pour chasser les odeurs dont il s'est chargé, avant de vous livrer au sommeil pour qu'il répare mieux vos forces. Ne vous laissez pas arrêter par la crainte du froid ; le froid est moins dangereux qu'un air chargé de miasmes et privé de son élément vivifiant. D ailleurs quelques minutes suffisent pour opérer ce renouvellement, et il est facile de réagir pendant ce temps par le mouvement contre l'action de la température extérieure.

Il ne suffit pas pour se mettre dans de bonnes conditions d'hygiène de subvenir aux besoins d aération nécessaires à tout appartement habité ; il faut aussi des soins minutieux de propreté, sinon, je ne crains pas d'avancer qu'on peut transformer une maison parfaitement saine en séjour dangereux pour la santé. En effet, la malpropreté dans le foyer, outre qu'elle brise le bonheur domestique, est une source de maladies certaines. Les enfants en sont les premières victimes et décèlent par la bouffissure et la pâleur de leurs traits, par leur aspect souffreteux, par les maux qui les couvrent, la profonde incurie qui préside à leur éducation. Je ne veux pas vous affliger par la description de pareils intérieurs, mais permettez-moi de vous signaler le contraste qu'ils offrent avec des ménages que je visite tous les jours et qui sont pour moi de véritables modèles.

Là tout brille et tout reluit d'une éblouissante propreté, tout est à sa place; pas un vêtement dehors, pas un grain de poussière sur les meubles, rien qui traîne, rien qui offusque la vue ou l'odorat. Le carreau lavé avec soin, la vaisselle qui brille, indiquent l'ordre, l'économie, une propreté scrupuleuse. Le mari s'attache à ce foyer qui respire toujours un air de fête et y consacre toutes les heures qu'il ne doit pas au travail ; les enfants grandissent dans cette asmosphère de bien-être, pleins d'enjouement et de gaîté et sans aucune de ces affections qui sont ailleurs leur triste privilége. Et voilà des ouvriers heureux ! Quel est donc ce miracle? Sont-ils riches? ils n'ont que leur salaire. Ce miracle, Messieurs, c'est la propreté, c'est l'ordre, c'est l'économie qui en sont les corollaires, qui l'ont fait.

Et qu'on ne croie pas qu'il faille beaucoup de temps pour tenir ainsi sa maison ; les femmes courageuses qui sont vos compagnes répondraient qu'il s'agit de s'y mettre, et qu'une fois l'habitude prise il est facile de la concilier avec le travail et l'éducation des enfants.

Aussi, je crois l'avoir suffisamment démontré par ces réflexions: le respect de soi-même, vertu morale, est en même temps une règle hygiénique de la plus haute importance. En la pratiquant vous travaillez à la fois pour votre conscience et votre santé. Vous travaillez aussi pour votre propre dignité, cette dignité d'homme qui est bien quelque chose, à laquelle vous tenez tous beaucoup et qui risquerait fort de sombrer dans l'omission des pratiques que je viens de signaler.

III

De tous les excès par lesquels nous travaillons à abréger nos jours, il n'en est certainement pas de plus redoutable que l'infraction à cet autre principe de morale qu'on appelle la sobriété. Les excès contre la sobriété visent les abus de tabac et les abus de boissons. Je ne vous parlerai que des excès de boissons, et je suis fort à mon aise pour aborder avec vous ce sujet délicat. Ce genre d'excès est, en effet, rare à Tours, où les ouvriers mènent une vie tranquille, vouée à la famille et bien différente, disons-le à leur louange, de celle qu'on mène à Paris et dans certains centres industriels. Cependant, le progrès qu'a accompli en France la propagation de ce poison qu'on appelle l'alcool est tel, que tous nous devons le connaître afin de le combattre partout où nous en trouverons l'occasion ; c'est à ce titre seul que je veux vous entretenir des funestes résultats des boissons fortes.

Vous connaissez les effets moraux de l'ivresse ; vous savez qu'elle suscite la honte, le mépris, les regrets, que l'homme y perd l'estime de ses chefs, l'amitié de ses camarades, sa raison, sa dignité, son aptitude au travail ; vous savez qu'elle est quelquefois l'occasion de fautes graves, de crimes qui effacent toute une vie d'honneur et de travail. Laissez-moi à ce sujet vous raconter une histoire tirée d'un vieux fabliau du moyen âge, qui prouve qu'à cette époque on jugeait comme aujourd'hui l'influence de l'ivrognerie :

Un jour, un personnage eut la fantaisie de se donner

au diable; il l'appela, le diable vint et lui dit: Tu veux donc te donner à moi ? soit, mais il faut faire quelque chose pour moi; tiens, tu vois cette femme, enlève-la et tue son mari. Oh ! commettre un crime pareil, s'écria l'individu, jamais je ne ferai cela. Eh bien, enlève-la seule, je t'aiderai ! Pas davantage... Alors bois cette cruche de vin, ce n'est pas un crime, cela ! Volontiers, dit alors l'homme. Il prit la cruche et la vida. Aussitôt ses yeux s'allumèrent ; il trouva que la femme était belle et s'en approcha ; le mari voulut intervenir, il le tua et enleva la femme.

Vous voyez que le diable savait ce qu'il faisait. Il avait dit à celui qui voulait se donner à lui de choisir entre trois crimes, et en lui faisant boire du vin, il les lui faisait commettre tous les trois. Cette histoire juge le point de vue moral ! Tout homme ivre est capable de tout, et nous voyons tous les jours devant les tribunaux le fabliau du moyen-âge renouvelé par des hommes qui, ayant bu, ont commis des actions qui leur faisaient horreur avant de boire.

Passons maintenant aux effets de l'alcool sur la santé, et nous verrons qu'ils ne sont pas moins tristes. En effet, quelle que soit la forme sous laquelle on l'ingère et les formes en sont nombreuses aujourd'hui, vin, bière, vermouth, absinthe, liqueurs; dès qu'il y a abus, l'alcool est un poison, et un poison violent. Il n'est pas nécessaire que l'abus des boissons fortes dégénère en ivresse, l'abus seul suffit pour déterminer des accidents graves du côté de l'estomac et du système nerveux. L'appétit se perd; les hommes qui boivent, mangent peu et maigrissent d'une façon notable, vous avez pu le remarquer comme moi. On dit d'eux que le vin les nourrit. C'est là une profonde erreur; le vin ne les nourrit pas puisqu'ils maigrissent; mais ils maigrissent parce que l'alcool détruit la vitalité et l'énergie fonctionnelle de l'estomac — Vous avez pu en connaître parmi eux qui se plaignent d'éprouver des aigreurs, de la toux et un besoin insurmontable d'expulser des glaires. Ce sont là les signes d'une maladie de l'estomac, la gastralgie, terrible pour l'ouvrier qui travaille; car cette affection, qui va l'empêcher de prendre une nourriture suffisante pour réparer ses forces, se traduira fatalement par l'anémie et un état général grave qui peut le conduire au tombeau. D'autres contractent des maladies du système nerveux, caractérisées par des tremblements qui les rendent inhabiles dans leur profession ; ces accidents sont les signes avant-coureurs de paralysies qui les enlèveront un jour. D'autres enfin sont affectés de maladies du foie et de divers organes, qui ne sont pas moins redoutables.

Voilà ce que peut devenir l'homme qui fait usage de boissons alcooliques, mais que l'assuétude ou un certain souci de sa dignité ne pousse pas encore jusqu'à l'ivresse. Quant à celui qui se livre à l'ivresse répétée, savez-vous ce qu'il devient? Vous allez le savoir, et c'est le registre d'entrée à l'hôpital de Bicêtre, à l'hôpital des fous, qui va nous l'apprendre.

En 1856, il est entré à Bicêtre 91 alcoolisés, c'est-à-dire fous par suite d'ivresse.

En 57	103
58	162
59	173

En 60	186
61	200

Ces chiffres désolants sont des chiffres officiels, et la proportion est la même dans tous les asiles d'aliénés. Vous remarquerez que la progression augmente tous les ans d'une façon déplorable et qu'elle a doublé en cinq ans seulement. Cette progression est en rapport évident avec l extension de l'alcoolisme, et on a calculé que les départements qui fournissaient le plus de fous étaient ceux où il y avait le plus de buveurs. Voulez-vous savoir maintenant ce qu'on boit de petits verres dans certaines villes ? A Rouen, on consomme 5 millions de litres d'eau-de-vie par an, c'est-à-dire plus de 163,000 verres par jour ; à Amiens, il s'en débite 80,000 par jour, ce qui représente une valeur de 4,000 francs, soit 3,500 kilog. de viande ou 12,000 kilog. de pain. Ainsi des sommes considérables représentant du pain et de la viande pour une quantité de familles qui en manquent ont été perdues ! Pourquoi, dans quel but ? Pour conduire sur la pente de l'aliénation mentale ceux qui les ont gaspillées. N'est-ce pas effrayant ?

Messieurs, tous les hommes de cœur, et je puis vous le dire à vous qui en avez, tous ceux qui se préoccupent de l'avenir et de la gloire de leur pays, et vous êtes de ceux-là, envisagent cette situation avec une profonde tristesse. Car enfin, si cette plaie augmente, si ce fléau continue et progresse avec la même régularité qu'il montre depuis dix ans, où allons-nous ? Car, sachez-le bien, l'alcoolisme n'augmente pas seulement d'une façon désespérante les cas de folie, il dégrade aussi les formes, diminue la vigueur, favorise l'accroissement des plus graves diathèses, de la phthisie pulmonaire, par exemple, et surtout réduit les naissances d'une façon notoire, ou les frappe d'un sceau ineffaçable d'imbécillité.

Voilà le bilan de l'alcoolisme ; vous le voyez, ce n'est pas seulement un danger individuel, c'est aussi un danger social, grave, imminent, danger qui dans les circonstances présentes atteint une terrible signification. Cette signification, vous la comprendrez, nous la comprendrons tous, et le péril pourra être ainsi conjuré. Eu bonne hygiène, l'usage du vin ou des boissons qui peuvent le remplacer, le cidre, la bière, par exemple, doivent être seuls permis, et aux repas seulement. Toutes les autres formes d'alcools sont condamnées. C'est ainsi que vous proscrirez impitoyablement le vermouth et l'absinthe, déjà si dangereux par eux-mêmes et rendus plus redoutables encore par de fréquentes falsifications, le bitter, le kirsch, le cognac et toutes ces différentes espèces d'eau-de-vie qui jouent un si grand rôle dans certains milieux industriels. Rappelez-vous surtout que la goutte du matin, cette goutte que l'on prend pour tuer le ver, n'a jamais tué que celui qui la prend, et que s'il est dangereux de boire trop pendant ou après les repas, il est funeste de surexciter son estomac quand il est vide et d'éveiller ses forces digestives sans fournir un élément à son activité.

Vous le voyez, Messieurs, la sobriété nous apparaît à son tour comme une condition indispensable à la dignité humaine. à la vigueur, à l'harmonie des forces vitales et au fonctionnement régulier de l'organisme. A son tour, elle se manifeste comme une loi, une règle tutélaire environnant l'individu et la société de garanties si précieuses qu'on ne saurait les rompre sans s'exposer à de redoutables et mortelles perturbations. Ainsi se groupe une partie importante des preuves que je vous avais annoncées, ainsi éclate, jugée par des influences identiques de bien et de mal, l'étroite connexion du monde moral avec le monde physique, de l'âme avec le corps, de la morale avec la santé. Mais cette santé pour la conservation de laquelle je vous invite à tous ces sacrifices, est-il nécessaire de vous dire ce qu'elle est et quelle est sa valeur ? Riche ou pauvre, petit ou grand, affranchi du travail ou courbé sous le labeur quotidien qui doit le faire vivre, l'homme aspire à la conserver. Pour tout le monde, elle constitue le bien le plus enviable; mais c'est surtout pour le travailleur, pour l'homme qui vit de ses mains, pour l'ouvrier, pour vous, qu'elle a le plus grand prix. Elle est votre seul capital, votre seule richesse, la condition absolue, non-seulement du travail qui donne à la famille le pain de chaque jour, mais du travail libre et facile, de celui qui entretient l'équilibre des facultés, le développement et l'action des organes, et qui apporte en outre le calme et la sécurité de la conscience. Mais pour le conserver ce bien précieux qui n'est pas seulement le vôtre, mais aussi celui des vôtres, de vos femmes et de vos enfants, il faut faire quelque chose, former quelques résolutions, prendre quelques bonnes habitudes, en perdre quelques mauvaises, faire taire quelques penchants désordonnés, réfréner quelques goûts déraisonnables. Cet ensemble de règles constitue toute l'hygiène. Mais celle-ci, vous le savez maintenant et je

DEUXIÈME CONFÉRENCE

16 MARS 1874.

De l'hygiène du travail.

I.

Messieurs,

Au moment où, pour la seconde fois, je prends la parole dans cette enceinte, j'éprouve un sentiment qui s'est déjà présenté à mon esprit et que je veux vous manifester aujourd'hui. Ce sentiment est une pensée de reconnaissance et d'espérance à la fois. Je vois en effet dans ce concours que vous voulez bien nous prêter, concours qui grandit tous les jours, une preuve que vous appréciez nos efforts, que vous vous y associez et que vous êtes décidés à les soutenir par votre présence et votre attention.

Interprète insuffisant des hommes de bien qui ont

1..

fondé cette œuvre déjà féconde du patronage ouvrier, permettez-moi de vous remercier en leur nom, et au mien. Nous connaissons le prix du temps pour le travailleur, nous savons qu'il en est parmi vous qui prélèvent sur un travail rémunérateur les instants qu'ils viennent passer ici, et nous n'ignorons pas que tous vous imposez silence à vos fatigues, vous reculez l'heure d'un repos nécessaire pour répondre à notre appel. Nous connaissons tout cela, Messieurs, et c'est ce qui redouble notre reconnaissance.

Je vous disais aussi que j'éprouvais un sentiment d'espérance ; j'aurais pu ajouter, pourquoi ne le dirais-je pas ? d'espérance patriotique. Quoique ce mot retentisse, à l'heure actuelle, journellement à vos oreilles, je ne crains pas de le répéter, car il ne pourra jamais devenir une banalité. Le patriotisme est en effet le lien commun qui nous unit tous dans ses douloureuses vibrations. Il est comme une corde tendue à travers nos cœurs à laquelle les malheurs de la patrie impriment un seul et long frémissement. Ce frémissement qui se propage de proche en proche comme l'ondulation due à l'archet, nous l'éprouvons, nous le ressentons tous, il fait notre force, car il fera notre union, et loin de craindre d'en parler, il faut redouter de ne pas assez proclamer son existence.

Eh bien ! ce sentiment d'espérance patriotique, voici quel il est : Quand on voit à cette heure de la soirée qui marque pour la plupart d'entre nous la fin de labeurs fatigants, se presser dans cette salle un nombre aussi imposant d'ouvriers, un nombre qu'on peut évaluer à des centaines d'hommes de travail, attirés par le seul désir de saisir un enseignement si simple et si modeste qu'il soit, et que l'on voit ce fait se renouveler toutes les fois que s'ouvrent les portes de cette maison, on se dit que tout n'est pas perdu, et l'on comprend que le peuple qui a de tels goûts et de telles aptitudes saura bien vite reconquérir le rang qui lui a été enlevé. Ainsi, messieurs, fit la Prusse après Iéna. Nous avions aussi brisé l'honneur de ses armes, occupé sa capitale, démantelé ses places fortes, diminué son territoire, obéré son trésor, humilié son gouvernement, abattu son orgueil national. Nous l'avions laissée bien plus faible que nous ne sommes, et elle possédait bien moins de ressources et de richesses que la France à l'heure actuelle. Que fit-elle ? Elle se recueillit, se replia sur elle-même, et se mit à travailler. Les universités, les académies, les maisons d'école, les cours populaires s'ouvrirent de toutes parts. Toutes les classes de la nation comprirent que le travail pouvait rendre ce que les armes avaient perdu, et les peuples voisins n'entendirent pendant des années que l'écho de ces luttes pacifiques, jusqu'au jour où le cliquetis des armes vint tout-à-coup leur apprendre que le travail et la science peuvent être les agents les plus actifs de la force, même, hélas ! de la force qui veut primer le droit.

Vous me permettrez, Messieurs, d'établir entre les deux pays un rapprochement ; rassurez-vous, c'est le seul que je voudrais établir. Vous aussi sentez que le travail et l'instruction sont une pressante nécessité de l'heure actuelle, vous en recherchez toutes les formes et toutes les occasions, et vous voyez dans les échanges d'idées qui ont lieu dans nos réunions un moyen d'agrandir encore l'horizon de votre savoir. C'est pour cela que vous venez ici, c'est pour cela que nous sommes pleins de gratitude et d'espérance.

Messieurs, cet hommage que je viens de vous rendre rentre plus dans mon sujet qu'on ne pourrait le croire, car c'est précisément du travail que je veux vous parler aujourd'hui. Vous n'avez pas oublié l'ordre d'idées qui a présidé à notre dernier entretien et dont celui-ci sera la suite naturelle. Vous vous rappelez que je vous ai parlé de l'hygiène, c'est-à-dire de l'art de conserver sa santé, et qu'à ce propos j'ai posé en principe indiscutable que l'hygiène tout entière reposait sur la morale, et qu'en observant les lois de la morale, c'est-à-dire les préceptes du Décalogue, nous assurions en même temps que le salut de notre âme, la conservation de notre santé. J'ai démontré la première partie de cette proposition et examiné avec vous la valeur en hygiène de ces grands principes moraux qu'on appelle : soumission, respect de soi-même, sobriété, et j'ai déduit de cette étude des enseignements directs et pratiques d'une indéniable utilité. Il me reste aujourd'hui à continuer ma démonstration en étudiant au même point de vue le travail, cette grande loi divine et sociale inscrite depuis le Christ au frontispice de l'humanité.

Messieurs, au point de vue moral, au point de vue de la conscience, il est incontestable que le travail est un devoir. Il l'est depuis les origines du monde, depuis le jour où le Créateur l'imposa à l'homme et lui dit en le jetant après sa première faute, nu et pauvre, sur la terre pauvre et nue :

Tu mangeras ton pain à la sueur de ton front.

Pendant des siècles, cette obligation subit, comme il arrive souvent parmi les hommes, l'empire de leurs passions et de leurs préjugés. Elle fut dénaturée par eux, déconsiderée et finalement envisagée comme une condition humiliante. La moitié de l'humanité devint l'esclave de l'autre moitié, et le servage déshonora le travail. Prenez en effet la société romaine, cette société antique dont la civilisation est tant vantée, et vous y verrez toutes les professions de travail exercées par des esclaves. Je ne parle pas seulement du travail manuel, le travail intellectuel lui-même était soumis à cette dégradante profanation. Les consuls, les sénateurs, les nobles romains avaient dans leur maison, parmi leurs domestiques, des hommes versés dans l'étude de la littérature ancienne, de la linguistique, de la philosophie, habiles dans l'art de bien dire, instruits dans les sciences, c'étaient des professeurs, des philosophes ; c'étaient des avocats, c'étaient des médecins. Ainsi même les professions, si indépendantes aujourd'hui qu'on les a appelées « libérales, » n'étaient à cette époque que des industries pratiquées par des esclaves au profit de leurs maîtres. Le Christ vint, et tout changea : et ici, Messieurs, rendons-lui hommage, non-seulement parce que nous sommes dans un cercle catholique qui s'honore de mettre son enseignement sous son égide protectrice, mais encore parce que c'est la vérité historique, la vérité indéniable, authentique, incontestable, admise par tout le monde, même par les ennemis de la religion. Le Christ vint, dis-je, et tout changea ; c'est à lui, en effet, qu'il faut faire remonter l'honneur, l'estime, la popularité qui s'attachent au travail. Le fils de Dieu naissant chez un ouvrier, devenant ouvrier lui-même et travaillant de ses propres mains, quelle gloire pour le travail ! Aussi ce fait immense ébranla la société antique jusque dans ses fondements ; elle s'écroula avec l'esclavage devant le Christianisme ; la vraie fraternité, la fraternité par le travail fut fondée et le travail émancipé devint l'honneur de l'humanité, il l'est encore, il le sera toujours.

Telles sont, Messieurs, les origines de la loi morale qu'on appelle le travail. Imposée par le Créateur, sanctifiée et réhabilitée par le Christianisme, elle est aujourd'hui le lot de tous, et personne ne peut s'y soustraire sans violer sa conscience et sa foi.

Après avoir établi cette proposition dans l'ordre moral, je l'applique au monde physique et je dis que l'on ne peut impunément transgresser la loi du travail sans péril pour la santé. Je dis que le travail est la loi inflexible du monde entier et je veux de suite vous en donner uue preuve saisissante. Portez en effet vos regards autour de vous ; considérez d'abord les degrés inférieurs de l'échelle de la création pour vous élever ensuite jusqu'à l'homme qui en est le roi et le maître. Vous trouvez la vie et le travail partout. Interrogez même la nature inanimée, ces astres qui sans cesse gravitent dans les espaces célestes, cette mer que sillonnent les tempêtes, qu'agitent le flux et le reflux, ces vents qui la bouleversent et qui soufflent toujours dans des directions identiques, ces rivières qui roulent éternellement leurs eaux. Voyez les animaux les plus humbies ; cette fourmi que vous écrasez du pied et qui est devenue l'exemple banal à force d'être cité du labeur quotidien et persévérant ; cet oiseau qui pétrit son nid ; ce castor qui construit sa demeure.

Interrogez ensuite l'homme, le chef-d'œuvre de la création ; scrutez son organisme ; examinez ces muscles qui se contractent, et qui se nourrissent, qui se développent, en se contractant ; quelle chose merveilleuse, Messieurs : le travail les nourrit ! Ces glandes qui toujours secrètent, ces poumons qui se dilatent quinze fois par minute pour aspirer un air vivifiant, ce cœur qui sans cesse en mouvement envoie toutes les secondes jusqu'à votre dernier soupir une ondée sanguine dans le torrent circulatoire. Vous voyez que partout la nature obéit à cette grande loi qui la régit. Partout le travail et l'activité sont la condition de la vie !

Supposez maintenant que le repos vienne succéder même un seul instant, même quelques secondes, à ce travail perpétuel et harmonieux. Supposez que les astres s'arrêtent dans leur cours, que la terre immobilisée n'obéisse plus à son mouvement de translation, que les mers, que les rivières ne roulent plus leurs eaux ! Vous demandez-vous ce qui surviendrait ? Ce n'est pas difficile à prévoir ! Il surviendrait, Messieurs, dans la nature, dans le monde inanimé, des bouleversements dont nous ne pouvons nous faire une idée, des chocs épouvantables, des catastrophes inouïes, et dans le monde animé, dans l'organisme, la mort immédiate serait la conséquence fatale du repos des organes.

Ainsi, le repos, l'inertie, l'inaction, seraient la ruine,

seraient la mort ; le mouvement, l'action, le travail seuls sont la vie.

Eh bien ! je vous le demande, serait-il possible que l'intelligence qui a soumis à cette loi nécessaire et incessante tous les êtres inanimés et animés, tous les rouages du corps humain, ait voulu faire une exception pour l'homme, et qu'il lui ait donné à lui seul l'attribut et l'innocuité de se mouvoir oisif dans un monde en travail ? *A priori*, je suis convaincu que vous ne le pensez pas. La science, du reste, ne nous laisse pas sans enseignement à ce sujet ; c'est elle maintenant qu'il nous faut interroger.

III

Messieurs, la physiologie a constaté que le travail, en mettant en jeu les organes du mouvement, active la respiration, aiguise l'appétit, rend les digestions plus faciles et plus parfaites et assure une juste répartition des matériaux destinés à nous nourrir. Sous son influence, les os qui forment la charpente humaine deviennent plus compacts, plus résistants, les muscles se développent prennent de l'ampleur et de l'énergie, les membres s'assouplissent, la circulation du sang est plus égale, et toutes les fonctions s'exécutent avec plus de vigueur et de régularité. C'est lui qui en un mot nourrit, développe, conserve, maintient et perfectionne tous les ressorts de l'organisme que détendent et affaiblissent l'inaction et le repos. Pour mieux vous faire comprendre l'influence du travail sur la santé, passez-moi une comparaison que j'emprunte à un monde qui vous est familier, au monde mécanique.

Voyez cette machine, cette bielle, ce cylindre, cet arbre de couche en activité. Admirez la puissance, la précision calculée de ses opérations, la souplesse, l'aisance grandiose de ses mouvements, le poli étincelant de ses contours et de sa surface ; voyez la force énorme qu'elle déploie, le travail prodigieux qu'elle accomplit... Vous avez là l'image vraie de la vie active, de la vie puissante fécondée par l'action et le mouvement. Mettez-la maintenant au repos, je ne dis pas quelques années, mais quelques mois, quelques jours, vous verrez la rouille s'en emparer et la ronger, et lorsque vous voudrez lui imprimer de nouveau l'activité, cet instrument merveilleux de motricité ne vous donnera plus que des oscillations criardes, imparfaites, un jeu pénible et impuissant à produire l'effort que vous lui demanderez. Il en est de même du corps humain, messieurs ; souple, élastique, robuste dans le travail et par le travail, il s'alanguit et s'énerve par l'oisiveté ; elle le dévore comme la rouille ronge le fer.

Une pensée traverse votre esprit, vous vous dites que c'est là une vue spéculative exhumée pour les besoins de la thèse que je soutiens, et vous songez peut-être en m'écoutant que la science se trompe, que le travail use au contraire le corps au lieu de le conserver. Ce serait là une erreur contre laquelle je proteste d'avance et qui ne saurait résister à l'examen des faits. Considérez en effet les maladies qui assiégent l'oisif ou l'homme imprudent trop uniquement adonné aux travaux de l'esprit. Comptez ces affections inconnues du travailleur et qui sont l'apanage d'une certaine classe. Faut-il vous parler de la goutte, cette maladie si difficile à guérir qu'un proverbe espagnol a pu dire d'elle qu'elle a vu naître la médecine et la verra mourir ? Cruelle affection à laquelle on pourrait appliquer ces vers du poète :

Dont tous les jours on meurt sans pouvoir en mourir (1).

Faut-il vous citer ces innombrables maladies du système nerveux qui exercent tant de ravages dans le monde élégant et qui constamment vous épargnent ? Connaissez-vous les vapeurs, la migraine, les insomnies dévorantes ? Connaissez-vous le spleen, cette noire mélancolie, signe et châtiment d'un esprit oisif et d'un cœur désenchanté ? Et tant d'autres maux que je passe, la gastralgie, la gravelle, l'hypocondrie ? Grâce à Dieu, Messieurs, le travail vous préserve de tous ces fléaux, et ils ne vous atteignent que lorsque vous l'abandonnez. Il n'est rien de plus fréquent en effet que de voir des hommes jouissant d'une excellente santé alors qu'ils travaillent, succomber dès qu'ils goûtent les trompeuses douceurs du repos. Vous le voyez, rien n'est plus évident que l'influence considérable du travail sur la santé. Serait-ce à dire cependant pour cela que le travail mettrait l'homme à l'abri de toutes maladies? Non, certainement ; la Providence a ses desseins, et la nature ses lois. La mort est notre lot à tous, et la

(1) Casimir Delavigne.

douleur qui passe n'est que la voix universelle chargée de nous en prévenir. Le travail a ses héros, ses invalides et ses martyrs, et il est juste de les plaindre et de leur rendre hommage. Leur nombre diminue cependant tous les jours, et si vous voulez jeter un regard en arrière et voir ce qu'a fait notre époque, vous en conviendrez avec moi. La science moderne a accompli pour vous des prodiges ; l'hygiène a indiqué les moyens de modifier l'insalubrité de vos usines et de vos ateliers ; c'est ainsi qu'elle les a agrandis et ventilés pour vous donner en abondance cet air pur dont je vous vantais l'autre jour les bienfaits ; la chimie a neutralisé les gaz délétères qui étaient un danger pour vous. Elle a remplacé les compositions vénéneuses des substances que vous maniez habituellement par des préparations inoffensives ; c'est ainsi qu'en peinture au blanc de plomb, à cette céruse dont vous appréhendez avec raison les funestes effets, elle a substitué le blanc de zinc qui est d'une innocuité parfaite, que dans les caractères d'imprimerie elle a uni le plomb à l'antimoine et enlevé au premier de ces métaux par cette combinaison toute propriété malfaisante.

La mécanique, elle, est venue au secours de vos bras et a doté l'industrie de machines auxquelles vous commandez maintenant. Là ne s'est point arrêté l'essor prodigieux de l'époque actuelle. Elle s'est aussi préoccupée de votre bien-être moral, et a développé l'esprit d'association, de prévoyance, d'économie, encouragé, et quelquefois généreusement doté l'épargne, fondé ces admirables sociétés de secours mutuels qui existent aujourd'hui partout et qui sont particulièrement florissantes dans notre cité. J'appelle cela le progrès, Messieurs, le vrai progrès, et j'y applaudis. C'est le progrès lent peut-être, mais sûr, se produisant sans secousses, sans violences, sans perturbations, sans révolutions, et nous savons que c'est le seul durable. Ayant pour leviers l'assistance qui ne vous fera pas défaut, l'ordre, l'instruction et la moralisation qui ne vous manqueront pas non plus, il continuera à se développer et à ouvrir à votre bien-être des perspectives éminemment consolantes.

Le travailleur, ces considérations le démontrent, est placé, par l'industrie actuelle, dans des conditions infiniment plus favorables à sa santé sous le triple rapport de la salubrité, de la fatigue musculaire et du bien-être général. Il a cependant, disais-je tout à l'heure, son martyrologe, ses souffrances physiques, ses maladies. Pourrait-on les prévenir et l'hygiène nous en fournit-elle le secret ? Si vous voulez, nous allons la consulter ensemble ; peut-être obtiendrons-nous d'elle quelque utile enseignement !

V

Parmi les conditions qui président à l'hygiène du travail, qui doivent le rendre salutaire en même temps que réparateur et le soustraire aux influences morbides qui ne l'assiégent encore que trop souvent, il en est encore une capitale à mes yeux et à laquelle je crois que l'on ne réfléchit pas suffisamment ; c'est la nécessité de choisir une carrière en harmonie avec ses aptitudes physiques. En effet, Messieurs, quand vous arrivez à cet âge de la vie où il faut vous décider à prendre une profession, que faites-vous ? Vous consultez ce que j'appelle votre vocation morale, vos goûts, vos penchants, vos désirs, peut-être même souvent l'attrait peu approfondi que vous inspirent certains métiers, mais vous ne vous préoccupez nullement de votre vocation physique, de vos forces, de votre santé. Ainsi, un jeune ouvrier qui a du goût pour les plaisirs intellectuels. qui aime et recherche la lecture, qui a du reste l'intelligence nécessaire, se dit : je serai typographe, et il entre dans une imprimerie sans un examen plus approfondi de ses capacités physiques, de son tempérament, sans savoir si sa vue se prêtera au travail soutenu et délicat que va exiger sa profession, sans s'être demandé si sa santé générale ne souffrira pas de la vie sédentaire qu'il lui faudra mener.

Tel autre habile de ses mains, aimant les choses de l'art, désireux de contribuer à la production de ces magnifiques volumes qui illustrent la Touraine, se fera relieur sans savoir s'il est capable de rester debout de longues heures, sans se demander s'il n'est pas atteint de ces dilatations veineuses qu'on appelle varices, qui rendent la station excessivement pénible. Un homme anémique, faible, à chairs molles et lymphatiques, à qui il faudrait le grand jour, le grand air, le soleil, se fera tailleur ou cordonnier. Un autre qui est prédisposé aux refroidissements, à ce que vous appelez le « froid et chaud, » sujet aux catarrhes, aux rhumatismes, se fera tout aussi bien fondeur, chauffeur, forgeron ou boulanger, sans avoir réfléchi que ces professions où il sera exposé à passer d'une chaleur très-élevée à une température froide lui seront bien vite funestes.

Certes, Messieurs, rien de plus sage que de consulter ses goûts, ses capacités, sa vocation, avant de prendre une carrière ; mais il faut cependant aussi consulter ses forces. Tous, nous sommes bons à quelque chose, non-seulement au point de vue moral, mais même au point de vue physique ; il s'agit seulement de trouver ce qui nous convient et pour cela il faut réfléchir mûrement et interroger à la fois notre vocation et notre tempérament. Il n'y a pas de professions malsaines proprement dites, croyez-le bien, mais plutôt des professions mal choisies, mal appropriées à la constitution individuelle du travailleur. Songez que le choix que vous faites, s'il est mauvais, pèsera sur toute votre existence, vous accablera de maux de toutes sortes. A quoi vous servira en effet l'intelligence avec laquelle vous déchiffrez un manuscrit, la promptitude que vous mettez à manier les caractères d'imprimerie, si votre vue baisse et se fatigue promptement, si, jeune encore, vous ne produisez plus qu'un travail insuffisant ? Quelle valeur aura donc votre dextérité à vous servir du brunissoir et du burin, votre habileté à coucher l'or sur les tranches de ces volumes que nous admirons, le sang-froid, la précision que vous apportez dans la direction des machines qui vous sont confiées si vous n'êtes pas faits pour vivre dans les ateliers et si votre tempérament, votre santé exigeant pour vous l'exercice, le travail à l'air libre, vous êtes obligés de changer de profession ? Changer de profession, messieurs, il ne s'agit pas de cela, vous ne voulez pas être la pierre qui roule et vous avez raison : si pour la plupart d'entre vous la décision est prise, et elle est irrévocable, mettez du moins ces conseils à profit dans vos familles, rappelez-les à vos enfants. Avant de leur laisser prendre une détermination pour une carrière, consultez votre médecin, l'homme qui connaît leur tempérament, la mesure de leurs forces la disposition qu'ils peuvent avoir à certaines maladies, Il vous dira ce qu'ils peuvent supporter ; il connaît aussi les inconvéniens, les dangers des professions, et les détournera d'une voie où ils trouveraient la maladie pour les diriger vers une carrière en harmonie avec leur intelligence sans doute, mais en rapport aussi avec les exigences de leur santé.

Au surplus, l'ouvrier prudent, instruit de ses intérêts saura diminuer les dangers de la profession qu'il a embrassée ; à ce point de vue, on ne saurait trop vous recommander une courte promenade le soir après la journée. Cet exercice au grand air détend les muscles et favorise la circulation un peu allanguie par le travail sédentaire. Le dimanche et les jours de fête devront être consacrés à quelques exercices actifs hors du logis, en dehors de la ville, si c'est possible, sous le ciel embaumé des campagnes. Comprendrait-on en effet un être raisonnable, enfermé toute la journée dans un atelier, contraint à la répétition monotone d'une série d'actes très-limités, et qui, rendu à la liberté un jour sur sept, maître de ses actions, au lieu d'aller jouir de l'air et du soleil s'immobiliserait entre quatre murs, ou se contenterait revêtu de ses habits de fêtes de faire une solennelle promenade dans notre rue Royale ?

Ici se présente la question du repos du dimanche ; il ne m'appartient pas d'en parler au point de vue religieux ; je laisse cette tâche à de plus dignes et de plus autorisés, mais il est permis à l'hygiéniste de vous faire remarquer que l'obligation chrétienne de ne pas travailler le dimanche, a pris sa source dans un profond souci du sort des classes laborieuses, puisqu'elle est éminemment conforme aux prescriptions de la science . Il n'est pas possible en effet à l'homme de travailler sans relâche, sans un intervalle suffisant de repos ; et ce n'est pas trop d'un jour par semaine pour satisfaire cette exigence de la nature, cela est si vrai que ceux qui travaillent le dimanche, chôment presque toujours le lundi. Voyez les autres professions, la magistrature, les arts, les finances, l'administration, le commerce, l'industrie, elles fêtent toutes le dimanche, elles ont toutes leurs jours fériés, leurs vacances ; le prêtre et le médecin seuls n'en ont pas ; vous savez pour quel noble but ?

En Amérique, en Angleterre, le respect du dimanche est poussé à un tel point, que ce jour-là vous ne trouveriez ouvert ni un café, ni un magasin, ni une banque ni un cercle, ni aucun établissement privé ou public. C'est que les Américains comme les Anglais, gens aussi religieux que pratiques, connaissent cette étroite union de la morale et de l'hygiène dont je vous ai déjà tant parlé, et ils ont compris tout le parti que pouvait tirer la personne humaine de la fidèle observance de cette loi du Décalogue.

Il est d'autres conditions que le travailleur doit rechercher pour écarter de lui les maladies qui le menacent ; j'ai cité un autre jour la soumission, la résignation, la propreté, la tempérance. Je ne reviendrai pas sur ce sujet que j'ai déjà développé. Mais je veux vous en nommer un autre qui va de suite avoir vos sympathies ; c'est l'instruction, le travail intellectuel.

Le travail se présente sous deux formes qui ne devraient jamais s'exclure : le travail de l'esprit et le travail manuel. Elles se valent en dignité, car si les unes donnent l'empire des idées, les autres soumettent la matière et toutes deux répondent harmonieusement à la fin qu'a assignée le Créateur à cette merveilleuse activité qui agite le monde. Cette séparation est d'ailleurs si artificielle qu'elle ne peut s'effectuer sans de graves inconvénients. La personnalité humaine est double, je l'ai déjà dit, elle se compose d'un corps et d'une âme, et l'activité de l'un ne peut suppléer celle de l'autre, c'est-à-dire que vous ne pouvez sans danger laisser toujours votre esprit dans l'inaction quand vos bras travaillent ; il en est de même pour les hommes livrés aux labeurs intellectuels, ils ne peuvent sous peine de graves désordres séparer la gymnastique physique des exercices de la pensée. Messieurs, vous vous dites peut-être : Tout cela est fort bien, nous reconnaissons comme vous que le travail intellectuel est nécessaire, nous avons même beaucoup d'attrait pour lui, et notre présence ici le prouve ; mais, où voulez-vous que nous trouvions le temps de nous instruire, nous qui travaillons tout le jour ? Vous-même ne venez-vous pas de nous prescrire tout à l'heure un certain temps de repos pour réparer nos forces et détendre nos membres ?

Oui, Messieurs, mais le corps se repose pendant que l'esprit travaille ; un éminent hygiéniste l'a dit : le meilleur repos du corps est le travail de l'esprit. Laissez-vous donc instruire, travaillez donc dès que vous avez un moment, ne serait-ce qu'une demi-heure tous les soirs, une heure tous les dimanches. Savez-vous ce que cela ferait au bout de l'année ? vous auriez lu des volumes. Je veux vous citer un exemple de ce que peut ce genre de travail quand il est soutenu, il démontre péremptoirement qu'on a toujours le temps de travailler dès qu'on sait lire.

Le chancelier d'Aguesseau, un illustre magistrat dont la mémoire est une gloire pour notre pays, avait une femme qui avait toutes les vertus sauf l'exactitude. Madame la chancelière ne pouvait arriver à table que vingt minutes après qu'on l'avait prévenue qu'elle était servie. D'Aguesseau était un sage ; au lieu de se mettre en colère contre sa femme, comme vous et moi aurions peut-être fait, il se fit apporter dans sa salle à manger du papier, un pupitre et des plumes, et tous les jours au moment où le dîner était servi, il se mettait à écrire des méditations jusqu'à ce que madame d'Aguesseau fût arrivée. Il fit ainsi un livre qui est un chef-d'œuvre et que nous possédons aujourd'hui.

Vous voyez par cet exemple que vingt minutes de travail tous les soirs donnent un résultat. Vous n'écrirez peut-être pas comme d'Aguesseau un chef-d'œuvre, mais vous vous instruirez. Pendant que le travail manuel fortifiera vos membres, la lecture charmera votre esprit par des distractions aimables, l'ornera d'enseignements utiles, élèvera votre intelligence, ennoblira votre cœur. Mais n'allez pas croire qu'il suffise de lire tout ce qui se présente pour obtenir ce résultat ; il y a livre et livre ; il y a des livres qui n'apprennent rien, qui faussent le jugement, gâtent l'imagination pervertissent le sens commun ; ces livres sont les romans. Des hommes sérieux comme vous auront recours à d'autres lectures, ils ne voudront pas connaître les exploits de Rocambole ou des trois Mousquetaires, et ignorer l'histoire de leur pays ; des ouvrages d'histoire, de géographie, de sciences, les récits de voyages des marins du siècle dernier, voilà les livres qui devront être les objets de vos études de prédilection; voilà les lectures qui augmenteront votre valeur d'homme, ouvriront à votre imagination les plus belles perspectives, et feront goûter à votre intelligence les plus pures et les plus utiles jouissances.

Messieurs, il est temps de s'arrêter, et cependant on ne tarirait pas sur un pareil sujet. L'hygiène du travail touche en effet à de si puissants et de si graves intérêts, qu'il faudrait non pas une heure, mais une série de leçons pour la développer. J'ai dû cependant me contenter d'esquisser à grands traits les points principaux qui doivent attirer votre attention. Permettez-moi de les résumer en finissant pour les mieux graver dans votre esprit.

Comme la soumission, le respect de soi-même, la tempérance, le travail est une loi de la morale, une prescription du Décalogue dont l'exécutiom importe à la santé de l'âme comme à celle du corps. Imposée dès les origines du monde par le Créateur, abaissée et humiliée par la société antique, elle dut à la civilisation chrétienne d'être émancipée, restaurée et de devenir en même temps qu'un signe de rédemption un titre de gloire et d'honneur. Le travail n'est donc pas seulement la condition du salut de l'esprit, il est aussi la condition de l'existence du corps, de son entretien, de sa conservation, et les maladies qui tentent de détruire l'organisme doivent être attribuées moins à nos labeurs qu'à notre imprudence, qu'à notre insouciance, notre ignorance des règles de l'hygiène. Je vous ai signalé quelques-uns des écueils contre lesquels viennent échouer vos vies laborieuses. Vous vous rappellerez ces affectueux conseils, mais vous n'aurez garde surtout d'oublier le point d'appui sur lequel je les ai établis, la maxime qui sert de base à toute mon argumentation : Le bien dans l'ordre moral conduit au bien dans l'ordre physique, le mal dans l'ordre moral conduit au mal dans l'ordre physique ; et si j'ajoute que ces paroles sont de Franklin, Franklin l'illustre philosophe américain, qui, fils d'ouvrier, ouvrier lui-même, devint l'un des plus grands penseurs de son pays, peut-être auront-elles avec les pensées qu'elles ont inspirées un titre de plus à votre sympathie.

Tours. — Imp. Mazereau, rue Richelieu, 13.

www.ingramcontent.com/pod-product-compliance
Ingram Content Group UK Ltd.
Pitfield, Milton Keynes, MK11 3LW, UK
UKHW021014200726
13857UKWH00004B/1441

9 782012 473515